MÉMOIRE

SUR

LE CYSTOCÈLE VAGINAL.

IMPRIMERIE DE BÉTHUNE ET PLON,
36, Rue de Vaugirard.

MÉMOIRE

SUR

LE CYSTOCÈLE VAGINAL,

OU HERNIE DE LA VESSIE PAR LE VAGIN ;

ET SUR LES MEILLEURS MOYENS D'Y REMÉDIER;

SUIVI DE

QUELQUES OBSERVATIONS

RELATIVES A DIVERS AUTRES DÉPLACEMENTS DES ORGANES GÉNITAUX DE LA FEMME, GUÉRIS PAR L'EMPLOI DES PESSAIRES,

Accompagné d'une planche

Représentant huit formes différentes de pessaires en caoutchouc pur;

PAR Mme RONDET,

Sage-Femme.

> Les livres seraient bien plus utiles qu'ils ne sont, si l'on ne donnait au public que ce que l'on a vu et pratiqué, en rapportant les choses avec sincérité et bonne foi.
>
> (P. PORTAL, *Observ. sur la pratique des accouch.*)

MÉMOIRE PRÉSENTÉ A L'ACADÉMIE DES SCIENCES.

PARIS.

CHEZ L'AUTEUR, RUE ST-HONORÉ, N. 247.

1835.

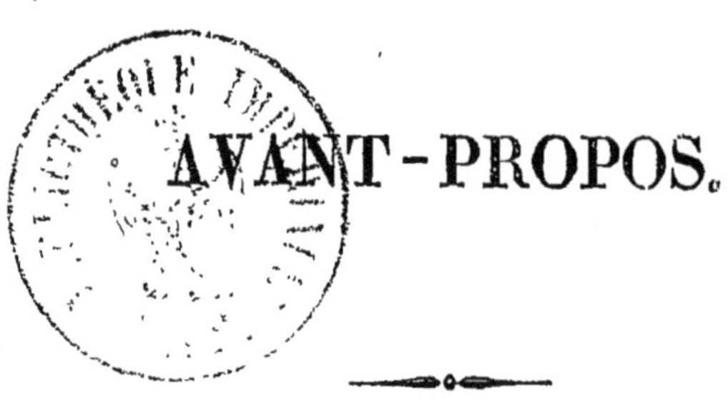

AVANT-PROPOS.

DANS un premier mémoire publié il y a deux ans, et présenté à l'Académie des sciences pour le concours Monthyon, je me suis occupée du prolapsus de la matrice et de quelques autres déplacements des organes génito-urinaires de la femme. J'ai fait connaître les moyens de remédier à ces différentes lésions à l'aide de pessaires en caoutchouc pur, pessaires dont la supériorité a été constatée par plusieurs rapports faits au nom de commissions nommées au sein de l'Académie royale de médecine et de plusieurs autres sociétés savantes de la capitale (1). Ce premier opuscule a été favorable-

(1) Voyez dans mon premier Mémoire, aux pages 18, 22 et 23, les rapports textuels de l'Académie royale de médecine, des Sociétés de médecine pratique et médico-pratique de Paris.

ment accueilli par les praticiens, dont plusieurs ont bien voulu m'appeler auprès des malades confiées à leurs soins, et réclamer mon intervention pour l'application des pessaires dont je suis l'auteur, et pour lesquels j'ai obtenu un brevet d'invention. Je m'empresse de témoigner publiquement à ces médecins toute ma reconnaissance, et je les prie de vouloir bien me continuer une confiance que je m'efforcerai toujours de mériter.

Depuis la publication de mon premier travail, de nouveaux faits se sont offerts à mon observation; j'en ai recueilli un assez grand nombre, et je crois servir la science et l'humanité en les livrant à la publicité. Le nombre des cas de cystocèle vaginal que j'ai observés depuis quelques années s'élève maintenant à vingt-sept; je les aurais tous consignés dans ce travail, si les personnes qui en font le sujet m'avaient autorisée à publier leurs noms. Toutefois je pense que le récit détaillé de quelques-uns d'entre eux, fait avec sincérité et bonne foi, suffira pour jeter quelque lumière sur l'histoire d'une affection trop peu étudiée, trop souvent méconnue, et beaucoup plus fréquente qu'on ne l'a cru jusqu'à ce jour, si j'en juge d'après les résultats de ma pratique particulière comparée à celle des chirurgiens les plus distingués.

De toutes les causes qui jusqu'à présent ont empêché les chirurgiens d'observer le cystocèle vaginal, la plus puissante est sans contredit la répugnance invincible qu'éprouvent les femmes pour se soumettre à l'exploration des hommes de l'art. Depuis que je me livre à l'étude des maladies des organes génito-urinaires de la femme, et que je m'occupe du traitement de ces affections, j'ai rencontré chez toutes les malades confiées à mes soins le même éloignement pour tout examen chirurgical. La plupart de celles dont l'histoire sera consignée dans ce mémoire avaient conservé des infirmités plus ou moins graves pendant plusieurs années; tant était grande la répugnance qu'elles avaient à invoquer les secours des médecins.

Je pense, et je ne dois pas craindre de le dire, puisque telle est ma conviction, qu'il serait de la plus haute importance que les sages-femmes se livrassent plus qu'elles n'ont habitude de le faire à l'étude des maladies des organes génito-urinaires. Les malades nous confient plus librement leurs souffrances physiques et morales; la confiance n'est pas entravée par la différence des sexes ; la femme de l'art a très peu d'efforts à faire pour obtenir tous les aveux des malades. En sachant compâtir à leurs maux, nous obtenons jusqu'à leurs plus secrètes pensées. Il est une foule de questions que la décence interdit à l'homme et que nous pouvons adresser sans blesser les convenances; nous pouvons suivre les différentes phases de la maladie, sans craindre de fatiguer la malade, et nous assurer de l'efficacité des moyens que nous prescrivons. Libres d'examiner à notre gré le siége du mal, aucune nuance ne nous échappe. Tels sont les motifs qui me portent à appeler les sages-femmes à s'occuper des maladies des organes génito-urinaires de la femme. Je pense que par ce moyen on pourrait prévenir bien des maux, et arrêter dans leur marche des accidents qui tôt ou tard compromettent l'existence des malades dans toutes les classes de la société. Du reste, je ne m'adresse qu'à celles dont la noble vocation est de soulager l'humanité, elles doivent avoir assez de courage pour supporter toutes les injustices dont elles seront victimes. La route que je leur ai frayée est hérissée d'épines, je le sais; mais à force de zèle, de persévérance et de dévouement, il n'est aucun obstacle dont on ne puisse triompher. Les écueils ne m'ont pas rebutée, j'ai poursuivi ma tâche, et je me trouve amplement dedommagée de mes peines par la conviction que j'ai d'avoir concouru au progrès de la science et au soulagement de l'humanité, en faisant connaître quelques maladies qui jusqu'à présent avaient pour ainsi dire passé inapercues, et en découvrant les moyens propres à les guérir. Ce dernier but est celui auquel doivent tendre tous mes travaux et toutes mes recherches.

Ce mémoire, que je soumets à l'examen du premier corps savant de l'Europe, se composera de trois parties. Dans la première j'exposerai les causes, les symptômes et les complications du cystocèle vaginal; dans la seconde je ferai connaître les moyens propres à combattre cette affection, moyens qui consistent principalement dans l'emploi des pessaires, qui doivent être modifiés suivant les cas.

Cette seconde partie comprendra treize observations, dont les neuf premières concernent le cystocèle vaginal et ses différentes complications. Les quatres dernières sont relatives :

1° Au polype de l'utérus,

2° A la hernie périnéale,

3° A l'antéversion de la matrice avec courbure du col de cet organe ;

4° A la hernie uréthrale.

Ces derniers faits m'ont paru dignes d'intérêt sous le rapport pratique. Dans l'exposition de toutes les observations que comprendra ce mémoire, je me suis surtout attachée à décrire les symptômes caractéristiques de la maladie, et à indiquer tous les moyens propres à la combattre. J'ai cherché à ne négliger aucun détail qui pouvait offrir quelque intérêt. Je pense qu'on dédaigne trop ce qu'on appelle les minuties pratiques ; laissant de côté tout vain étalage d'érudition, j'insisterai surtout sur les faits de ma pratique

DU

CYSTOCÈLE VAGINAL.

NOTIONS PRÉLIMINAIRES.

La vessie, comme la plupart des organes contenus dans la cavité abdominale, est susceptible de se déplacer et de faire hernie à travers l'anneau inguinal, à l'arcade crurale, au périnée et à l'intérieur du vagin, dont elle franchit quelquefois l'orifice externe. Les trois premiers modes de déplacement ont été désignés par les noms de cystocèle inguinal, crural et périnéal; quant au dernier, qui s'observe exclusivement chez la femme et qui fera le sujet de ce mémoire, il a reçu le nom de *cystocèle vaginal*.

Cette affection a été jusqu'ici peu étudiée, et si l'on en juge par la lecture des principaux traités de chirurgie, assez rarement observée. Scarpa, dans son admirable Traité des hernies, et son commentateur n'en ont pas dit un seul mot. Samuel Cooper, dans son Dictionnaire de chirurgie, garde le même silence. Il n'en est pas fait mention dans les leçons orales du professeur Dupuytren, preuve qu'elle ne s'est jamais présentée à sa clinique. M. le professeur Marjolin dans vingt ans de pratique ne l'a rencontrée qu'une seule fois. Boyer y consacra quelques pages de son Traité des maladies chirurgicales : mais il paraîtrait qu'il l'a peu observée ; car les observations qu'il rapporte sont empruntées à un travail déjà fort ancien de Verdier, consigné dans les mémoires de l'académie de chirurgie, ou à des recueils périodiques. M. Sanson, l'un des auteurs du Traité de pathologie médico-chirurgicale, a dit quelques mots du cystocèle vaginal, mais il avoue en commençant qu'il n'a eu que très-rarement l'occasion d'observer la hernie de la vessie par le vagin.

Dans les ouvrages que nous venons de citer, le traitement occupe encore moins de place que le diagnostic.

Ayant eu depuis quelques années d'assez nombreuses occasions d'observer le cystocèle vaginal, et ayant été assez heureuse pour triompher dans tous les cas des accidents auxquels il donnait lieu, j'ai cru servir la science et l'humanité en publiant le résultat de mes recherches sur ce point de chirurgie pratique. Avant de rapporter les faits qui forment la base de ce travail, j'exposerai en peu de mots les causes et les symptômes du cystocèle vaginal.

ÉTIOLOGIE.

Le mécanisme de la formation du cystocèle vaginal est facile à concevoir, lorsqu'on connaît les rapports de la vessie avec le vagin. La vessie, poussée contre la paroi antérieure du vagin, soit par un abaissement brusque du diaphragme, soit par une contraction violente des muscles abdominaux, déprime plus ou moins cette paroi, s'échappe quelquefois à travers un écartement de ses fibres, et vient faire saillie à l'intérieur du vagin ou l'extérieure de la vulve. Toutes les causes qui tendent à rompre l'équilibre qui existe entre la paroi antérieure du vagin et la pression de la vessie, peuvent donner lieu au cystocèle vaginal. Ces causes sont nombreuses et le plus souvent faciles à saisir. Pour les exposer avec méthode, nous les diviserons en prédisposantes et déterminantes.

Parmi les premières nous rangerons la grande capacité du bassin, une leucorrhée plus ou moins ancienne, l'abus du coït, l'état de grossesse, la station habituelle, l'abus des bains chauds, des chaufferettes, la rétention des urines, ou tout au moins l'habitude de ne satisfaire que rarement au besoin de rendre ce liquide. Les femmes à tempérament lymphatique, celles qui ont eu plus ieurs enfants, y sont plus ou moins sujettes; on a observé cette affection depuis l'âge adulte jusqu'à la vieillesse. Pour ma part je l'ai rencontrée chez des femmes de vingt-quatre ans et chez d'autres qui étaient septuagénaires; je ne l'ai jamais observée chez les jeunes filles; un cas a été cependant publié par Sandifort, qui l'observa chez une jeune personne en proie à une affection hystérique et tourmentée par une toux convulsive. Ce cas est unique dans la science. On doit aussi ranger au nombre des prédispositions, les professions qui exigent un grand développement des forces musculaires. Plusieurs des malades qui se sont présentées à mon observation exerçaient la profession de blanchisseuse, qui les obligeait à porter des fardeaux plus ou moins pesants; d'autres étaient des domestiques chargées d'un service pénible, forcées, par exemple, de frotter les différentes pièces d'un appartement.

Au nombre des causes déterminantes, il faut placer le travail de l'accouchement, les efforts violents, une forte pression exercée sur les parois abdominales (1), l'action de sauter un ruisseau trop large, la course, la danse, le cahotement d'une voiture mal suspendue, enfin la toux convulsive. Il est facile de voir, d'après l'exposé de ces causes, que quelques-unes d'entre elles sont communes à toutes les hernies, et que d'autres sont en quelque sorte propres au cystocèle vaginal.

(1) La manière de se vêtir généralement adoptée aujourd'hui n'est certainement pas sans influence sur la fréquence des déplacements des organes génito-urinaires; l'usage de certains corsets avec lesquels les dames se serrent la poitrine et le bas-ventre pour aminçir la taille, l'usage des robes à taille longue, dont la ceinture comprime les organes contenus dans l'abdomen, concourent incontestablement à la production du cystocèle vaginal et aux chutes de la matrice, principalement chez les personnes prédisposées.

SYMPTOMATOLOGIE.

Les symptômes à l'aide desquels cette affection se révèle sont faciles à saisir. Sous l'influence de l'une ou de plusieurs des causes que nous venons d'énumérer, la vessie déprime la paroi antérieure du vagin, et se présente, soit à l'intérieur, soit à l'extérieur de ce conduit, sous la forme d'une tumeur rougeâtre, arrondie, à surface lisse lorsqu'elle est volumineuse et qu'elle a distendu les plis de la muqueuse vaginale, et à surface rugueuse, inégale quand elle offre peu de volume, et que les rides du vagin ne sont point effacées. Cette tumeur est tendue ou molle suivant qu'elle contient une plus ou moins grande quantité d'urine. Dans le premier de ces cas, elle offre de la fluctuation. La pression exercée sur elle de bas en haut, donne lieu à l'écoulement des urines par l'urèthre, et en détermine l'affaissement. Ce liquide est en général bourbeux, et exhale une odeur plus ou moins fétide, lorsqu'il a séjourné long-temps dans le réservoir destiné à le contenir. La tumeur augmente par la station prolongée, et à la suite d'exercices plus ou moins violents. Elle diminue par la position horizontale. Ces signes peuvent être constatés à l'aide de la vue et du toucher.

Les phénomènes pathologiques qui accompagnent la formation de cette tumeur, sont : la difficulté d'uriner, un sentiment de cuisson dans le trajet du canal de l'urèthre, et quelquefois la rétention complète des urines; il s'y joint dans quelques cas de la tension, de la douleur, et une augmentation de volume du ventre; il survient quelquefois de l'agitation, de l'insomnie, des tiraillements d'estomac, et enfin divers troubles sympathiques du système nerveux et de l'appareil circulatoire.

Le cystocèle vaginal se montre quelquefois isolément. Dans d'autres cas il s'accompagne de différentes déviations de l'utérus. Nous l'avons observé avec des complications d'antéversion, de rétroversion et de prolapsus complet de la matrice. Il s'accompagne aussi quelquefois de métrite et de cystite, et très-fréquemment de vaginite. Lorsque ces trois dernières complications se montrent, il faut les combattre par un traitement anti-phlogistique plus ou moins énergique, avant de remédier au déplacement de la vessie, ou bien diriger les moyens thérapeutiques contre l'affection primitive et ses complications.

DIAGNOSTIC.

Lorsque l'ensemble des accidents dont nous venons de faire le tableau se présentent, le diagnostic peut offrir quelques difficultés pour les personnes peu habituées à les observer. On peu confondre dans ces cas le cystocèle vaginal avec la cystite, la métrite ou toute autre affection aiguë de l'abdomen. L'erreur a été plusieurs fois commise. Il sera facile de l'éviter en portant le doigt dans l'intérieur du vagin, et en exerçant une légère pression sur la tumeur, qui déterminera brusquement, soit des envies d'uriner, soit l'écoulement des urines par le canal de l'urèthre.

Dans la plupart des cas que nous rapporterons, le cystocèle vaginal s'est montré hors l'état de grossesse. Quelques recherches faites sur l'histoire de cette affection m'ont convaincue qu'elle pouvait se manifester également durant la grossesse, pendant l'accouchement et après les couches. Ces derniers cas sont beaucoup plus rares que les précédents. Le fait le plus remarquable, relatif au cystocèle vaginal formé pendant l'accouchement, a été observé par Baudelocque et par Robert, chirurgien de Lille. Dans les cas de ce genre, en portant le doigt à l'intérieur du vagin, on distinguera facilement la henie de la vessie des membranes de l'amnios, on trouvera l'orifice utérin libre et situé derrière la tumeur qu'on fera disparaître en pratiquant le cathétérisme. Telle est la pratique qui a réussi en pareil cas au célèbre accoucheur que nous venons de citer. Chaussier a eu occasion d'observer le cystocèle vaginal après les couches, et donnant lieu par sa présence à une rétention des lochies. Ce cas est unique, il a été rapporté par Hoin dans un travail sur les hernies rares. On conçoit qu'en pareille conjoncture, il est urgent d'opérer la réduction de la hernie, pour prévenir les accidents qu'occasionnerait la rétention des lochies.

Telles sont les circonstances au milieu desquelles se manifeste la hernie de la vessie, tels sont les symptômes par lesquels elle se révèle aux praticiens. Il ne nous reste plus qu'à exposer les moyens thérapeutiques qu'il convient d'employer pour remédier aux accidents produits par le déplacement de la vessie. Cette partie de l'histoire du cystocèle vaginal a été jusqu'à nos jours la moins avancée. Il y a peu de temps encore que le plus célèbre chirurgien de l'Angleterre a observé dans un des premiers hôpitaux de Londres un cas de cystocèle vaginal dont il a donné la description dans son traité des hernies, et auquel il n'a opposé aucun moyen curatif. Exposons en peu de mots quelles sont les indications à remplir, lorsque la maladie a été constatée.

TRAITEMENT.

Opérer la réduction de la hernie, et la maintenir réduite, telles sont les indications principales du cystocèle vaginal, comme de toutes les autres hernies. On remplit cette double indication en pratiquant le cathétérisme, et en appliquant un pessaire à l'intérieur du vagin. Le cathétérisme, ainsi que le fait remarquer avec raison M. Sanson, n'est pas toujours facile à pratiquer dans les cas de cystocèle vaginal, à cause de la direction vicieuse qu'a prise le canal de l'urèthre. Si, en effet, la femme étant couchée sur le dos, on veut, comme dans les cas ordinaires, faire pénétrer la sonde en la poussant horizontalement, on éprouve des difficultés insurmontables; on pénètre au contraire avec la plus grande facilité, si après que la sonde est engagée dans l'orifice de l'urèthre, on en relève fortement le pavillon, de manière à diriger l'autre extrémité de l'instrument vers la paroi postérieure du vagin.

Avant de parler de l'application du pessaire, qui forme la base du traitement à opposer au cystocèle vaginal, examinons la question de savoir s'il existe des cas qui réclament une opération sanglante. Les hernies vésicales, qui se forment par le canal inguinal et le canal crural, sont susceptibles d'étranglement, mais je ne sache pas que cet accident ait été observé dans les cas de cystocèle vaginal, et la disposition anatomique des parties me prouve que la chose est impossible. Lorsque l'étranglement est survenu dans les circonstances que nous venons de signaler, il a été nécessaire de pratiquer la ponction de la vessie à l'aide d'un trois-quarts. Boyer conseille de recourir à la même opération dans le cas de cystocèle vaginal. 1° Lorsque la hernie de la vessie survient pendant l'accouchement, et gène par sa présence la sortie de l'enfant, le cathétérisme ayant été sans succès; 2° lorsque l'introduction de la sonde étant impossible, on ne peut opérer la réduction de la tumeur. Mais ce professeur avoue que ces deux cas ne se sont jamais présentés dans la pratique. Ainsi, comme on le voit, les cas dans lesquels une opération sanglante serait nécessaire, ont été prévus, mais heureusement jusqu'ici ils n'ont pas été observés. Aucun obstacle ne doit donc s'opposer à ce que les sages-femmes s'occupent du traitement d'une maladie à laquelle il est si facile de remédier, comme nous allons le prouver en faisant connaître les pessaires qu'il convient d'employer, et les modifications qu'il importe de leur faire subir suivant les cas.

EMPLOI DES PESSAIRES.

L'usage du pessaire est aussi ancien que la médecine. Mais on n'a pas toujours attaché la même acception à ce mot. Les anciens désignaient par le nom de pessaire tous les corps imprégnés de substances médicamenteuses, destinés à être portés dans une ouverture naturelle ou accidentelle; ils appelaient aussi quelquefois de ce nom des agents thérapeutiques employés dans le même but. C'est ainsi qu'*Oribase* admettait trois sortes de pessaires, considérés sous le point de vue de leurs propriétés thérapeutiques. Il les divisait en émolliens, apéritifs et astringents. Les premiers, composés avec la cire blanche, le beurre, la graisse d'oie ou de poule, etc., étaient employés contre les phlegmasies de l'utérus ou du vagin; les seconds étaient dirigés contre l'aménorrhée ou la dysménorrhée; il les faisait avec le dictame, l'armoise, la rhue, la scammonée, etc. Quant aux pessaires astringents ils étaient destinés à arrêter les flueurs blanches et à remédier aux différentes déviations de l'utérus.

De nos jours on réserve le nom de *pessaire* pour un instrument destiné à être introduit dans le vagin, pour soutenir la matrice relâchée, descendue ou déviée, et pour maintenir réduite la hernie de la vessie par le vagin.

Les pessaires employés jusqu'à ces derniers temps ont été presque exclusivement composés avec des corps plus ou moins durs. Les différents métaux, tels que l'or, l'argent, l'étain, le plomb, le bois, l'ivoire, le buis, le liége, l'éponge, ont été tour à tour employés dans la confection des pessaires; aussi à différentes époques a-t-on trouvé des hommes qui se sont élevés contre les dangers de ces instruments. Malgré tous leur désavantage, on a continué à les mettre en usage, et de nos jours même, quoique les pessaires en caoutchouc pur que nous employons soient exempts de tous les inconvénients attachés aux premiers, et leur soient préférables sous tous les rapports, on voit encore des chirurgiens fort distingués employer des pessaires en ivoire, en liége, en buis, etc. Passons rapidement en revue les principaux inconvénients des pessaires que nous venons de mentionner.

L'or est un métal d'un prix trop élevé pour qu'on l'emploie encore dans la confection des pessaires. Aussi ne nous arrêterons-nous pas à signaler les accidents résultant de l'emploi d'un instrument, composé avec ce métal. D'ailleurs si le buis et l'ivoire par leur présence, déterminent des irritations et des ulcérations de la muqueuse vaginale, à plus forte raison les mêmes accidents sont-ils à redouter de la part des métaux, dont la plupart sont corrodés par les mucosités qu'exhalent les organes génitaux. Camper communiqua à l'ancienne académie de chirurgie l'observation d'une malade dans le vagin de laquelle il trouva un pessaire d'ivoire en bilboquet dont la surface était toute diminuée et la tige toute contournée. Le professeur Dupuytren a observé dans son service à l'Hôtel-Dieu une femme qu'une affection de matrice avait obligée de porter un pessaire à bilboquet. Cette malade avait laissé trop long-temps le pessaire sans le retirer. Un jour qu'elle voulait l'extraire, la grande tige à laquelle viennent se rendre les trois branches qui supportent le cercle, se brisa. Cet instrument resta de la sorte plusieurs années sans causer d'incommodité. Mais enfin la douleur survenant, la femme réclama les secours de l'art pour l'extraction de ce corps. Dupuytren explora le vagin et reconnut que les deux parties latérales du cercle étaient libres dans ce canal, mais que les deux autres, l'antérieure et la postérieure, étaient engagées dans la membrane muqueuse et ne pouvaient être dégagées. Le doigt, porté dans le rectum, fit reconnaître une petite partie de cercle à nu dans cet intestin, et la sonde, introduite dans la vessie, apprit à cet opérateur qu'une autre partie faisait saillie, et était également à nu dans cet organe. Jamais cette femme n'avait eu de fistule urinaire, ni de fistule stercorale. Il paraît que la communication de ce corps étranger du vagin dans la vessie et dans le rectum s'était faite par une espèce d'usure des membranes, mais d'une manière très-lente. Le procédé opératoire présentait les plus grandes difficultés, mais tout devient facile pour celui qui a le génie de son art. Dupuytren essaya d'abord de scier le cercle dans le rectum, il ne put y parvenir. Alors à l'aide d'une pince très-solide qu'il fit construire et dont chaque mors offrait un tranchant mousse, venant se rencontrer, il brisa le cercle dans le rectum et dans le vagin, et par l'une et l'autre de ces cavités, il arracha les deux parties du corps étranger circulaire qui présentait trois espèces de dents, restes des branches par lesquelles l'anneau était supporté. Cette femme guérit sans conserver d'incommodité. (*Dict. des sciences méd. art. corps étrangers*). Ces faits auxquels nous pourrions en ajouter plusieurs autres suffisent pour faire rejeter comme dangereux les pessaires en ivoire et en buis, qui, par leur dureté et leur compacité, ont l'inconvénient de blesser les parties avec lesquelles ils sont en contact.

Les pessaires en liége sont également dangereux. Rousset les a vus donner lieu à une inflammation de la vessie et de l'utérus, qui ne s'est dissipée qu'après la sortie par le vagin de fragments de liége putréfiés, Grammont a vu se manifester les symptômes d'une fièvre putride sous l'influence de la même cause.

J'ai vu moi-même divers accidents occasionnés par les différentes espèces de pessaires que je viens de passer en revue. Dans plusieurs des faits que je rapporterai, il en sera question. Jusqu'au moment où j'ai fait connaître l'emploi des pessaires en caoutchouc, les plus habiles chirurgiens avaient considéré les pessaires généralement employés comme insuffisants et comme dangereux. Voici ce qu'écrivait Allan, il y a quelques années : « Nous n'exagé» rons pas en disant que nous avons vu plus de cin» quante modèles de pessaires, tous différents les » uns des autres, qui tous ont été fort vantés, et » que presque aucun ne remplit le but, celui de » contenir la matrice et même le vagin. L'huma» nité devra beaucoup à celui qui trouvera le se» cret de rendre ce moyen palliatif, d'une applica» tion facile et supportable aux femmes qui sont » obligées d'y avoir recours. »

Le secret dont parle le chirurgien que je viens de citer, je puis me flatter de l'avoir trouvé. Toutes les conditions qu'il propose pour la confection d'un bon pessaire se trouvent réunies dans ceux en caoutchouc pur, que j'emploie depuis plusieurs années avec le plus grand succès. Laissons parler à ce sujet M. Moreau, membre de l'Académie de médecine, auteur du rapport qui a été fait dans ce corps savant sur les pessaires que j'ai la première proposés.

« La légèreté unie à la solidité, et l'élasticité « jointe à l'imperméabilité? Ces quatre conditions « nous paraissent, Messieurs, exister au plus haut « degré dans les pessaires soumis à votre examen « par madame Rondet.

« Madame Rondet n'emploie aucun tissu, aucune « substance hétérogène, elle se sert de caoutchouc « pur ; cette dame a trouvé le moyen de donner à « ce suc la forme et l'épaisseur qu'elle désire. Elle « place dans l'intérieur de ses pessaires un ressort « très-mince d'acier, parfaitement trempé, qu'elle « entoure d'une certaine quantité de crins; elle « recouvre le tout d'une enveloppe plus ou moins « épaisse de caoutchouc, sur lequel elle réapplique « une couche de vernis.

« Madame Rondet nous a fait voir des pessaires « en caoutchouc simplement, c'est-à-dire dépour- « vus de ressort et de crins, seulement remplis « d'air, et qui cependant conservaient assez bien « leur forme.

« En résumé, Messieurs, quoique les pessaires « à la façon de Bernard, et connus sous le nom de « pessaires en gomme élastique, soient en général « de bons instruments, ceux qui vous sont présentés « par madame Rondet paraissent à vos commissai- « res devoir leur être supérieurs, et par conséquent « préférés,

« 1° A cause de la substance qui entre dans « leur composition, qui offre au plus haut degré

« les qualités requises pour assurer leur conservation dans l'intérieur de nos organes;

« 2° Parce qu'étant plus souples et plus élastiques, ils peuvent, lorsqu'ils cessent d'être comprimés, reprendre leurs formes aussi bien que « les autres, sont d'une introduction plus facile « pour les chirurgiens, et moins douloureuse pour « les malades.

« En conséquence, Messieurs, nous avons l'hon- « neur de proposer,

« 1° De remercier madame Rondet de la com- « munication qu'elle a bien voulu vous faire;

« 2° D'ordonner le dépôt dans vos cabinets des « pessaires qu'elle vous a offerts;

« 3° De l'engager à continuer ses essais, et à « vous transmettre les observations qu'elle pourra « recueillir sur l'usage de ses pessaires, et à vous « faire connaître les modifications qu'elle croira « utile de faire subir à leur fabrication (1).

Pour répondre au désir de l'Académie de médecine, et pour compléter tout ce qui est relatif au traitement du cystocèle vaginal, je vais rapporter plusieurs observations pratiques. Je joindrai aussi l'exemple au précepte, et ferai connaître le mode d'application du pessaire dans les cas simples et dans les cas compliqués, ainsi que les différentes modifications que j'ai été obligée de leur faire subir suivant les particularités qu'offrait la maladie.

(1) Extrait du rapport de MM. Moreau, Desormeaux et Deneux : lu et adopté en séance de l'Académie, le 9 février 1830.

OBSERVATIONS PRATIQUES

DE CYSTOCÈLE VAGINAL.

OBSERVATION I.

Cystocèle vaginal compliqué de rétroversion de l'utérus. — Accidents produits par une ceinture comprimant l'abdomen. — Emploi du pessaire n. 3. — Guérison.

Madame Grandin, née Bénard, âgée de 75 ans, demeurant rue Breda, n° 2, d'une faible constitution, d'un tempérament nerveux, a donné le jour à deux enfants qui sont affectés d'aliénation mentale. A l'âge de quarante-deux ans, elle fut atteinte d'une hernie ombilicale pour le maintien de laquelle elle fit usage d'un bandage méthodique, confectionné par M. Delacroix, habile mécanicien. Par suite de revers de fortune, Madame Grandin se vit plus tard obligée de diminuer son train de maison; elle se rapprocha alors de ses enfants, devint témoin de leurs accès, ce qui lui causa de si vives émotions qu'elle tomba dans le marasme. Forcée de renouveler son bandage, elle le fit confectionner par sa femme de chambre; et quoique celle-ci crut le faire tout-à-fait conforme aux anciens, il eut, ainsi que la ceinture, le grave inconvénient de comprimer l'abdomen d'avant en arrière et de haut en bas, et de refouler les viscères abdominaux sur l'appareil génito-urinaire. Quelques mois après elle éprouva un sentiment de gêne vers les parties génitales, des besoins fréquents d'uriner, des douleurs lombaires, la sensation d'un poids incommode sur le rectum, et une constipation opiniâtre. Plus elle souffrait, plus elle serrait la ceinture, ce qui, loin de remédier au mal, ne faisait que l'aggraver. L'absence de ses domestiques, la maladie affreuse de ses enfants, exigèrent de sa part des exercices fatigants qui ne firent qu'augmenter son mal. Une leucorrhée abondante survint, il s'y joignit des douleurs hypogastriques, des tiraillements d'estomac et des maux de tête insupportables. Ces accidents s'aggravaient à la suite de journées laborieuses. Plus tard, elle perdit l'appétit et le sommeil; elle éprouvait fréquemment et surtout la nuit des douleurs plus ou moins aiguës dans les articulations des cuisses et des genoux.

Au bout d'un an, la malade s'aperçut qu'une petite tumeur fermait l'entrée du vagin, peu volumineuse le matin, plus saillante le soir. La position horizontale la faisait disparaître; cette tumeur augmenta graduellement au point qu'au bout de six ans elle avait acquis le volume d'une grosse bille de billard, faisant saillie en dehors du vagin. Parmi les différents médecins qui donnèrent des soins à la malade, l'un attribua ces accidents à des spasmes nerveux, l'autre déclara qu'elle était atteinte d'un catarrhe de la vessie; enfin le dernier d'entre eux, M. Millet, après un examen attentif, reconnut l'existence d'une hernie de la vessie par le vagin, compliquée d'une déviation de l'utérus, avec engorgement du corps de cet organe; il prescrivit un traitement antiphlogistique et un repos absolu. La malade n'ayant pu s'y soumettre entièrement continua de souffrir plus que jamais.

Je fus appelée près de cette dame le 8 mars 1833, et je constatai l'état suivant: le toucher pratiqué, la malade étant debout, me fit reconnaître la vessie faisant hernie par le vagin; la tumeur était lisse, tendue, d'un rouge vif, d'un volume assez considérable; j'essayai de la refouler; mais je ne pus y parvenir à cause de la vive douleur qu'occasionnait la pression. J'introduisis l'index derrière la tumeur et je rencontrai le col utérin à peu près à deux pouces de hauteur derrière la symphise pubienne, comprimant la vessie descendue; le fond de la matrice était fortement appuyé sur le rectum. Ces recherches occasionnèrent beaucoup de souffrances à la malade; le cathétérisme semblait indiqué pour vider la poche urinaire et donner à l'utérus assez de mobilité pour permettre sa réduction; mais la direction vicieuse du canal de l'urèthre et la violente irritation des parties me firent renoncer à l'emploi de la sonde.

Après avoir vidé le rectum à l'aide de lavements, je fis placer la malade sur un lit élevé, à genoux et appuyée sur les coudes, le siége par conséquent un peu plus élevé que le reste du tronc. J'introduisis le doigt indicateur de la main droite dans le rectum et je refoulai le corps de l'utérus d'arrière en avant et de bas en haut; puis sans changer de position, j'accrochai le col de la matrice avec l'index de la main gauche et je le tirai de haut en bas et d'avant en arrière; à l'instant même la malade urina très-abondamment et sans éprouver de douleur. Pour fixer l'utérus et maintenir momentanément la hernie, j'introduisis un petit pessaire (voyez la planche n° 5.) en forme de bourrelet d'enfant, dont la base est un cerceau en caoutchouc renfermant un ressort auquel sont attachées trois branches qui se réunissent inférieurement pour en former le sommet. Je plaçai le col de la matrice dans le cerceau et la hernie se trouva maintenue par les branches. Après huit jours de repos absolu, l'usage d'injections émollientes et de plusieurs bains, tous les accidents inflammatoires avaient disparu. J'employai alors mon pessaire sphérique et me conduisis encore comme dans le cas de l'observation suivante. (Voyez la planche n° 6.)

Le jour même de l'application du pessaire, madame Grandin a pu se livrer à ses occupations habituelles, et après trois mois de son usage, elle avait entièrement recouvré la santé. Cependant elle le porta encore trois mois, au bout desquels il survint un nouvel écoulement accompagné de cuisson; je retirai le pessaire et fis faire des injections émollientes. Puis je pratiquai le toucher, et trouvai à mon grand étonnement la matrice dans sa position naturelle, et la hernie de la vessie complètement réduite. J'ai vainement cherché à m'expliquer ce phénomène. Ce qu'il y a de positif, c'est que madame Grandin, très-affligée au moment où j'ai commencé à lui donner des soins, est aujourd'hui parfaitement guérie de sa hernie vésicale et de sa rétroversion de la matrice. Le pessaire étant trop petit par l'absence des saillies qu'il contenait avait acquis beaucoup de mobilité et déterminait une irritation et un écoulement qui cessèrent immédiatement après la suppression de l'appareil.

Depuis un an environ madame Grandin ne porte plus de pessaire, et, malgré son grand âge, elle jouit d'une bonne santé (1).

(1) Cette observation est suivie des signatures de M. et madame Grandin, attestant la vérité des faits qui y sont relatés.

OBSERVATION II.

Cystocèle vaginal alternant avec un prolapsus de l'utérus. — Guérison rapide par l'emploi du pessaire n. 6.

L'épouse de M. Langlois, charcutier, barrière du Trône, n° 9, âgée de 35 ans, d'un tempérament sanguin, mère de trois enfants, et dont les accouchements à terme furent naturels et sans suites fâcheuses, sentit, il y a cinq ans, à la suite d'un violent effort, une tumeur entre les petites lèvres du volume d'un œuf de poule. Quoique la malade éprouvât de fréquentes envies d'uriner et un malaise général, elle ne réclama point les secours de l'art. Mais étant condamnée par sa profession à rester presque constamment debout, elle ne tarda pas à éprouver de nouveaux accidents. Il se manifesta un écoulement leucorrhéique fort abondant, des cuissons insupportables aux parties génitales, et des nausées suivies quelquefois de vomissements; l'excrétion de l'urine était précédée d'une vive douleur à l'hypogastre; la hernie devint chaque jour plus volumineuse et présentait, un an après, le volume d'une grosse orange, surtout lorsque la vessie était distendue par l'urine, ou lorsque la malade était restée plus ou moins long-temps debout.

Quelques mois plus tard, cette malade fut prise d'un écoulement abondant; des douleurs survinrent dans les aînes, les cuisses et les lombes, accompagnées d'une constipation opiniâtre; lorsque les symptômes se manifestèrent, la malade sentit à l'intérieur du vagin une ouverture par laquelle s'écoulaient des mucosités; l'excrétion des urines se faisait alors abondamment et sans douleur, surtout le matin avant les fatigues de la journée.

Il est évident, dans ce cas, que la membrane vaginale n'a pu fournir à la vessie distendue une enveloppe suffisante, et que l'utérus remplaçait parfois la vessie, lorsqu'elle contenait peu de liquide.

Tels sont les renseignements que me donna madame Langlois, lorsqu'elle vint réclamer mes soins au mois de mars dernier; c'était le soir et elle avait beaucoup marché; je la touchai debout, et je trouvai entre les grandes lèvres la vessie formant une tumeur lisse de couleur rose-pâle, du volume du poing; la plus légère pression sur la hernie fit uriner la malade abondamment; sans recourir au cathétérisme, et en continuant cette pression avec l'indicateur et le médius de bas en haut et de derrière en devant, je parvins à vider entièrement la vessie.

Après avoir questionné la malade sur toutes les circonstances qui se rattachaient à sa maladie, je l'engageai à monter et à descendre deux étages, après quoi je l'examinai de nouveau; je trouvai alors l'utérus entre les deux grandes lèvres, le col presque effacé et dilaté comme après un avortement, les bords tuméfiés, ulcérés dans quelques points et très-douloureux au toucher; l'orifice du vagin avait une telle ampleur, qu'aucun pessaire

3

long, ovale, à cuvette ou à tige, ne put tenir en place.

Voici le moyen qui me réussit. Je fis avec un ressort de pendule très-flexible et de trois lignes de largeur deux cerceaux, dont un de deux pouces de diamètre, et l'autre de deux pouces et demi; après les avoir enveloppés tous deux d'une lame de caoutchouc, je fis asseoir la malade, les fesses sur le bord d'un fauteuil, les épaules renversées en arrière, les jambes écartées; j'ouvris les grandes lèvres avec le pouce et l'indicateur de la main gauche, puis de la droite je pris le plus grand des cerceaux que je comprimai transversalement avec deux doigts de manière à réduire le diamètre de deux pouces et demi à un seul; je l'introduisis par une de ses extrémités, suivant la longueur du vagin, d'avant en arrière; je le plaçai ensuite parallèlement à l'axe du canal vulvo-utérin, c'est-à-dire de manière à mettre la circonférence du cerceau en rapport avec cet organe. Je me conduisis de la même manière à l'égard du deuxième cerceau, que je fis passer au travers du premier, perpendiculairement à l'axe vaginal et de manière à en former quatre angles arrondis, un postérieur dirigé vers le sacrum, un deuxième en avant et deux latéraux. Disposition heureuse, qui en laissant, ainsi qu'on le voit, l'entrée du vagin libre, permet à la malade de se donner les soins de propreté nécessaires à son état, ne met aucun obstacle à l'écoulement des menstrues et sauve les apparences à son mari.

J'ai la satisfaction d'avoir complètement rempli mon but; car à dater de ce jour les accidents disparurent, et madame Langlois, qui avait vainement mis e usage plusieurs espèces de pessaires, ne ' aperçut de la présence de mon appareil que par la disparition de toutes ses souffrances.

OBSERVATION III.

Chute complète du vagin, de la matrice et de la vessie formant le volume de la tête d'un enfant. — Emploi du pessaire n. 6.— Guérison (1).

Madame Charles, âgée de 45 ans, rue Bellefonds, n° 25, d'un tempérament sanguin, d'une forte constitution, ayant eu deux enfants à terme, fut affectée, deux ans après sa première couche, d'une chute complète du vagin qui offrait, au dire de la malade, le volume d'un œuf de poule et qui fut bientôt accompagnée de maux de reins, de tension douloureuse de l'hypogastre, et d'une constipation opiniâtre. Quatre ans après, elle devint enceinte, et la tumeur disparut entièrement après quatre mois de grossesse; ce qui dissipa entièrement les inquiétudes de madame Charles jusqu'au terme de la gestation. Mais l'accouchement ayant été prompt et mal dirigé, la tumeur se montra de nouveau,

(1) Cette observation, ainsi que la suivante, avaient été mentionnées dans mon premier mémoire; j'ai cru devoir les rapporter ici avec de plus grands détails.

plus volumineuse qu'auparavant. La malade reprit néanmoins ses occupations ordinaires peu de temps après ses couches, et devint plus affligée que jamais.

Quelques mois plus tard, en soulevant un lourd fardeau, elle sentit se précipiter hors du vagin une masse charnue, et éprouva en même temps une vive douleur aux régions ombilicale et iliaques. La malade porta la main à la vulve et y trouva une seconde tumeur du volume du poing, refoulant la première au-devant d'elle. Cette disposition fit prendre à celle-ci une forme semi-lunaire et une surface sillonnée; la deuxième au contraire était lisse et tendue. De ce jour même, il survint un écoulement sanguin plus ou moins abondant, une céphalalgie intense, des douleurs aiguës à l'épigastre, s'irradiant entre les épaules, et des besoins fréquents d'uriner. L'excrétion des urines ne s'effectuait que par jets, et elle était toujours précédée d'une vive douleur à l'hypogastre.

Deux ans se passèrent dans cet état. La malade consulta plusieurs médecins qui lui conseillèrent un repos absolu; mais elle ne put s'y soumettre, n'ayant pour élever sa famille que sa profession de blanchisseuse; elle continua à porter des fardeaux plus ou moins lourds, à marcher beaucoup, à rester presque constamment debout; les symptômes s'aggravèrent de plus en plus, la menstruation ne revint plus d'une manière périodique; mais un écoulement sanguin ou mucoso-sanguinolent avait lieu sans cesse par le vagin, et la quantité de liquides excrétés était plus ou moins considérable suivant les travaux plus ou moins fatigants auxquels la malade s'était livrée. La tumeur acquit bientôt un tel développement qu'elle ne put plus rentrer la nuit. Au bout de huit ans, elle présentait le volume de la tête d'un enfant à terme. La malade essaya plusieurs fois, étant au lit, de la refouler, mais elle ne put y parvenir; il lui vint un jour l'idée d'appliquer un pessaire; elle s'adressa à M. Verdier, chirurgien herniaire très-distingué, qui mit en usage tout ce que ses connaisances pratiques et sa philantropie purent lui suggérer, et ne put obtenir aucun résultat satisfaisant.

Elle passa plusieurs années dans cet état. Elle éprouva pendant ce laps de temps des accès de fièvre irréguliers, de la dysurie, des douleurs plus ou moins vives dans le trajet du canal de l'urèthre. Enfin, sa position devint telle, qu'elle fut obligée de renoncer complètement à sa profession de blanchisseuse vers la fin de janvier 1833, et de prendre de jeunes enfants en garde. Ce qu'il y avait de remarquable chez cette malade, c'est que les souffrances auxquelles elle avait été en proie pendant plusieurs années, n'avaient porté aucune atteinte à la nutrition. Elle conservait de l'embonpoint, n'avait jamais perdu l'appétit; elle affirmait n'avoir jamais été alitée, et n'avoir jamais fait usage de médicaments internes.

Dans sa nouvelle position, son état s'améliora sensiblement; l'écoulement de sang diminua beaucoup, et la malade était résignée à passer ainsi le reste de ses jours, lorsqu'elle fut prise de *la cholérine* ; elle reçut alors les soins de M. le docteur R.... Ce médecin combattit la diarrhée à l'aide de médicaments appropriés. Les symptômes de la cholérine étant dissipés, M. R.... chercha à remédier à l'infirmité que portait la malade depuis si long-temps. Il lui annonça qu'elle courait le plus grand danger, si elle ne faisait usage d'un pessaire qu'il avait inventé, et au moyen duquel elle devait rapidement recouvrer la santé. La malade consentit. En conséquence, M. R.... fit placer la malade sur un lit, et sans aucune préparation, il refoula brusquement la tumeur, qui, comme je l'ai dit plus haut, ne rentrait plus depuis quatre ans; puis il appliqua immédiatement un énorme pessaire surmonté de deux vis en bois, qui servent à fixer trois lisières, attachées à une ceinture au moyen de quatre boucles. La ceinture se fixait avec deux bretelles à l'aide de boutons; à cet appareil était adaptée une canule qui s'introduisait dans l'intérieur pour lui faire conserver sa forme.

Le pessaire étant placé, il le fit maintenir par la malade, puis il le fixa par le moyen que je viens d'indiquer; il la fit ensuite descendre de son lit. Mais il fut bientôt obligé de la débarrasser de ces cordages qui lui causaient des douleurs atroces, lorsqu'elle exécutait le plus petit mouvement. Il en appliqua un second le lendemain, qui eut le même sort; enfin un troisième qu'elle porta pendant plusieurs semaines malgré les souffrances qu'il occasionnait.

Ayant enfin remarqué qu'elle souffrait moins en l'absence du pessaire, la malade renonça à en faire usage jusqu'au moment où elle vint réclamer mes soins. Le toucher me démontra l'existence d'une chute du vagin, d'une hernie très-considérable de la vessie par ce canal, et d'une antéversion de la matrice. L'orifice vaginal avait une telle amplitude qu'aucun pessaire ne pouvait tenir en place, ou s'il y restait, il se logeait derrière les viscères et les chassait par-devant. J'essayai successivement douze pessaires de formes différentes sans aucun résultat. Après quoi, je lui en appliquai un rond de trois pouces renfermant un ressort, déprimé d'un côté, formant par conséquent un peu l'entonnoir, ayant une ouverture très-grande. Madame Charles s'est assez bien trouvée de cet instrument qu'elle a porté pendant huit mois sans le retirer. Du jour même de l'application du pessaire l'écoulement a cessé, ainsi que toutes les douleurs qu'elle éprouvait; les règles sont revenues périodiquement comme auparavant.

Je dois faire observer que, malgré les avantages immenses que j'ai obtenus de l'emploi de ce pessaire chez ma malade, il avait cependant l'inconvénient, étant moins large que l'entrée du vagin, de laisser sortir une partie de la hernie. Pendant ces huit mois, la malade fut soumise à l'usage de bains, d'injections froides, de demi-lavements, ce qui apporta une très-grande amélioration à son état.

Je retirai alors le pessaire, et je ne distinguai plus qu'une seule tumeur formée par la vessie, offrant le volume d'un œuf de dinde au lieu de celui de la tête d'un enfant qu'elle présentait avant l'usage de mon appareil. Ce changement survenu dans le volume de la tumeur m'a enfin permis de lui poser mon pessaire sphérique, et en me conduisant comme dans les cas précédents, je l'ai débarrassée des souffrances qu'elle éprouvait depuis quatorze ans.

Après avoir donné lecture à madame Charles de l'observation précédente, elle s'est empressée, pour en certifier l'exactitude et me témoigner en même-temps sa reconnaissance, d'y apposer sa signature, qui se trouve à l'original.

OBSERVATION IV.

Cystocèle vaginal exempt de complication. — Emploi du pessaire n. 6 quinze ans après l'apparition des premiers accidents. — Guérison.

Madame Moreau, âgée de 53 ans, femme de ménage, demeurant rue Neuve Samson, n°. 2, douée d'une très-forte constitution et d'un tempérament sanguin, mère de quatre enfants nés à terme à la suite d'un travail naturel, ressentit, un an après sa première couche, des douleurs à la partie supérieure et antérieure des cuisses, et des besoins fréquents d'uriner. Pendant quelques mois, elle fit à peine attention à ces accidents, et continua à se livrer à ses pénibles occupations. Au bout d'un an, elle s'aperçut qu'une tumeur existait à l'orifice de la vulve, petite le matin, plus volumineuse le soir, rentrant la nuit et reparaissant aussitôt après son lever. Cette tumeur augmenta graduellement et offrit après quelques années le volume d'un gros œuf de poule. Il survint en même temps un écoulement abondant, des maux de reins, des tiraillements d'estomac accompagnés de céphalalgie, de constipation. La malade passa quinze ans dans cet état sans suspendre ses travaux et sans consulter aucun médecin. Après ce temps, les douleurs devinrent tellement vives, qu'elle prit le parti de renoncer à sa profession, et croyant éprouver moins de fatigues, elle entra comme domestique dans la maison de santé de Sablonville; mais ses occupations y étant à peu près les mêmes, les symptômes s'aggravèrent de plus en plus, ce qui obligea madame Moreau de renoncer à son service après six mois de séjour dans cet établissement. Elle le quitta sans avoir parlé de son infirmité à aucun des médecins. Elle revint à Paris, et rcommença à faire des ménages comme auparavant. Le hasard la conduisit auprès du docteur R...., non pour réclamer ses soins, comme il le dit dans sa brochure, mais pour faire son appartement; elle n'était pas non plus dans un état voisin de la mort, comme il l'annonce, puisqu'il la prit à son service. Le docteur italien employa le même appareil que dans le cas précédent; il assure avoir sondé la malade avec une sonde d'homme, n'ayant pu le faire avec une sonde de femme, et il ajoute: « j'ai retiré une grande « quantité d'urine bourbeuse de cette poche uri- « naire. » Ce qui est de la plus insigne fausseté, puisque la malade affirme n'avoir jamais été sondée de sa vie, et n'avoir jamais été alitée que pendant ses couches. M. R..... appliqua à cette malade le pessaire de son invention avec lequel elle ne pouvait ni marcher ni s'asseoir, sans éprouver des douleurs intolérables; un écoulement abondant, d'une grande fétidité, ne tarda pas à survenir. Au bout de quelques semaines la malade fut obligée de retirer le pessaire. A peine fut-il enlevé que l'écoulement cessa, les excoriations qu'il avait causées dans les tissus avec lesquels il était en contact se cicatrisèrent; rien n'autorise à penser que les ulcérations fussent de nature vénérienne, ainsi que l'avance M. le docteur R....

Découragée par ces essais infructueux, madame Moreau ne voulut plus entendre parler de pessaire, et j'avoue que j'ai eu beaucoup de peine à vaincre sa répugnance pour l'emploi d'un traitement rationnel et à gagner sa confiance. J'y parvins cependant après plusieurs visites que je lui fis vers la fin de janvier 1832.

Le toucher me fit reconnaître la vessie formant hernie par le vagin et se présentant sous la forme d'une tumeur offrant le volume d'un œuf de poule. La malade m'a assuré qu'elle n'avait jamais été plus volumineuse. Cette tumeur était lisse et tendue; l'utérus était sain. M. Paul Dubois, qui a bien voulu vérifier le fait, a sondé madame Moreau avec la plus grande facilité en se servant d'une sonde de femme.

J'appliquai alors un cerceau de caoutchouc pur que la malade a porté pendant un an sans en ressentir la moindre gêne; mais, après ce laps de temps, il laissait sortir une partie de la hernie; ce qui m'obligea de le remplacer par mon pessaire sphérique, à l'aide duquel j'ai obtenu les plus heureux résultats. Elle porte cet appareil depuis quinze mois sans le retirer, et jouit d'une santé parfaite, quoiqu'elle continue à se livrer à de pénibles travaux.

OBSERVATION V.

Cystocèle vaginal durant depuis dix ans, traité avec succès par l'emploi du pessaire n. 6.

L'épouse de M. Thunis, maître tailleur, rue Saint-Honoré, n° 279, âgée de vingt-huit ans, d'un tempérament sanguin, était affectée depuis dix ans d'une hernie vésicale par le vagin; cette maladie avait pour cause la dureté des travaux auxquels elle se livrait. Cette dame rapporte qu'au commencement la tumeur présentait le volume d'un petit œuf de poule; comme elle ne pouvait suspendre ses travaux, ni remédier à son infirmité, à cause de l'insurmontable répugnance qu'elle éprouvait à se confier à un médecin, la maladie ne tarda pas à faire des progrès; bientôt un écoulement abondant, des tiraillements d'estomac, des douleurs de reins, et surtout de l'hypogastre, vinrent se joindre aux autres symptômes qui s'étaient déjà manifestés. Elle eut l'idée de placer elle-même un pessaire en liége recouvert de cire, qu'elle a porté pendant plusieurs années, quoiqu'il ne s'opposât pas à la sortie de la tumeur. Elle ajoute que, pendant tout le temps qu'elle a porté cet instrument, elle ne pouvait retenir ses urines, et que ses vêtements étaient toujours mouillés : elle éprouvait les mêmes inconvénients avec les pessaires dits *de gomme élastique*, qu'elle a employés en dernier lieu. Ces deux espèces de pessaires chassaient la tumeur hors du vagin, au lieu de la maintenir : ils exhalaient une odeur infecte. Enfin, des symptômes graves ne tardèrent pas à se manifester. L'excrétion de l'urine était toujours précédée d'une vive douleur à l'hypogastre : de violentes céphalalgies survinrent, et un abattement considérable; les yeux étaient cernés, enfoncés dans les orbites; la figure était pâle, le moral vivement affecté; les règles ne venaient plus à des époques fixes, quelquefois elles paraissaient trois fois dans un mois, et puis elles étaient plusieurs mois sans paraître; tel était l'état de la malade lorsqu'elle me fut adressée il y a deux ans.

Après qu'elle m'eut fait toute l'histoire de sa maladie, je la touchai debout, et je trouvai une tumeur mollasse, à surface sillonnée, présentant à peu près la grosseur de la tête d'un fœtus de sept mois. Son volume augmentait ou diminuait, selon que la malade observait le repos, ou se livrait à ses travaux ; le toucher déterminait des envies d'uriner : il était évident que la tumeur était constituée par la vessie que tapissait la membrane muqueuse du vagin.

Je me conduisis dans ce cas comme dans les précédents, et madame Thunis jouit depuis deux ans d'une santé parfaite (1).

OBSERVATION VI.

Cystocèle vaginal persistant depuis neuf ans.— Engorgement du col de l'utérus. — Symptômes généraux graves. — Emploi du pessaire sphérique. — Guérison.

Madame Bouhatier (2), âgée de trente-deux ans, d'une forte constitution, d'un tempérament sanguin, réglée à treize ans, n'ayant eu qu'un seul enfant, né à terme après un travail facile il y a neuf ans, éprouva six semaines après sa couche, à la suite d'une longue course, la sensation d'un corps étranger à l'intérieur du vagin. Elle ne tarda pas à s'apercevoir de l'existence d'une tumeur qui lui causa

(1) Cette malade a été examinée avant le traitement par M. le baron Dubois..

(2) Rue de la Grande Truanderie.

quelques inquiétudes. Des envies fréquentes d'uriner se manifestèrent, l'excrétion des urines devint douloureuse, et ne se fit que goutte à goutte; elle ressentit en même temps des douleurs à l'hypogastre. Tenant une maison de marchand de vins, et obligée par sa profession de rester presque constamment debout et de porter des fardeaux plus ou moins pesants, elle vit les accidents s'accroître, et de vives douleurs se manifester à la région épigastrique et s'irradier dans le dos. Elle éprouva en outre un sentiment de tension dans l'hypogastre, des tiraillements d'estomac; la figure s'altéra et devint pâle, les yeux cernés; le moral s'affecta au point que la malade avait toujours la mort présente à la pensée.

Madame Bouhatier fut soumise à l'usage des anciens pessaires ronds, ovales, à cuvette ou à tige; aucun des premiers ne put tenir en place, et la tige des pessaires en ivoire détermina une telle irritation sur l'appareil génito-urinaire que la malade fut forcée d'y renoncer.

Tels furent les renseignements que me donna cette dame, lorsqu'elle me fut adressée au mois de décembre dernier par M. Desruelles, son médecin. Le toucher me fit découvrir entre les grandes lèvres une tumeur mollasse d'un rouge pâle, à surface lisse, et présentant le volume de la moitié d'un œuf environ. Le doigt, introduit dessous et en arrière de la hernie, rencontra le col utérin, volumineux, douloureux au toucher et à peu près à deux pouces de hauteur, son orifice béant au point d'y introduire l'extrémité du doigt.

La pression sur la tumeur détermine le besoin d'uriner. Le diagnostic dans ce cas n'offrant aucune incertitude, je n'eus pas besoin de recourir au cathétérisme; j'introduisis successivement et sans succès douze pessaires de formes différentes. J'eus alors recours à mon pessaire sphérique, qui a complètement rempli mon but, en me conduisant comme dans le cas qui fait le sujet de la deuxième observation. Tous les accidents ont disparu avec une assez grande rapidité.

OBSERVATION VII.

Cystocèle vaginal. — Métrite consécutive. — Traitement antiphlogistique suivi de l'application du pessaire. — Guérison.

Madame Bossant, blanchisseuse, demeurant rue du faubourg Saint-Denis, âgée de quarante-huit ans, d'un tempérament très-sanguin et d'une forte constitution, ayant eu onze enfants, à la suite d'accouchements non laborieux, éprouva il y a huit ans, peu de temps après sa dernière couche, de la gêne aux parties génitales et des besoins fréquents d'uriner, et quelques semaines après un sentiment de pesanteur vers le rectum qui l'incommodait beaucoup; le coït causait des douleurs de reins plus ou moins aiguës, suivant que l'époque des menstrues était plus ou moins rapprochée. Etant forcée, pour soutenir sa nombreuse famille, de se livrer aux travaux les plus pénibles, de porter chaque jour de lourds fardeaux; elle ne tarda pas à éprouver de nouveaux accidents; une tumeur mollasse se forma à l'orifice du vagin, qui devint rapidement assez volumineuse pour écarter les grandes lèvres; il survint un écoulement leucorrhéique, des douleurs à l'hypogastre, de la difficulté à uriner. La station prolongée causait des tiraillements d'estomac et des douleurs sympathiques entre les épaules; l'abdomen offrait le développement qu'on observe dans une grossesse arrivée au septième mois; la pression en était douloureuse; dans la nuit la malade éprouvait en outre des douleurs dans les articulations des cuisses, et souvent des nausées avaient lieu à son lever. La répugnance qu'elle éprouvait à réclamer les secours d'un médecin lui fit passer sept ans dans des souffrances inouies; à cette époque elle eut recours à un homme de l'art qui la déclara atteinte d'une métrite chronique, et la soumit à un traitement antiphlogistique assez énergique; l'exploration des parties génitales ne fut pas faite. Cependant le mal empirait, la malade perdait son embonpoint et ses forces, la figure s'altéra profondément; Mme Bossant se croyait en proie à une maladie au-dessus des ressources de l'art lorsque je fus appelée près d'elle.

Le toucher me fit découvrir entre les grandes lèvres une tumeur mollasse, du volume de la tête d'un fœtus de sept mois, à surface sillonnée, par suite de l'application d'une serviette dont les plis laissaient leur empreinte sur la tumeur. Le méat urinaire était béant, le canal de l'urèthre raccourci au point de paraître effacé. Je pratiquai le cathétérisme, la malade étant couchée sur le dos; la direction vicieuse du canal de l'urèthre s'expliquait par le développement considérable de la hernie. Aussi au lieu d'introduire ma sonde d'avant en arrière et de bas en haut comme on le fait ordinairement, je l'introduisis de haut en bas, c'est-à-dire de la commissure supérieure des grandes lèvres à la commissure antérieure du périnée; je retirai environ une pinte d'urine exhalant une odeur ammoniacale. Je réduisis ensuite la hernie avec deux doigts d'avant en arrière et de bas en haut, ce qui détermina de nouveaux besoins d'uriner. Elle rendit encore environ un verre d'urine; je pus alors circonscrire le col de la matrice qui était volumineux, dur et très-court. Son orifice ne présentait rien de remarquable; le corps de l'utérus était engorgé et renversé en arrière; le toucher était douloureux. L'état d'irritation des parties ne me permit pas de poser un pessaire le même jour; on appliqua vingt sangsues sur la région hypogastrique qui était le siége d'une assez vive douleur; la malade fut condamnée pendant huit jours à un repos absolu, prit plusieurs bains et usa d'injections émollientes. Après l'emploi de ces moyens, je pus lui appliquer mon pessaire en sphère, avec les mêmes précautions que dans les cas précédents; tous les accidents ne tardèrent pas à se dissiper, et madame Bossant, après huit années de souffrances, a complètement recouvré la santé.

OBSERVATION VIII.

Cystocèle vaginal exempt de complication, persistant depuis quinze ans.— Guérison par l'emploi du pessaire.

Madame veuve Morbieux, âgée de 68 ans, rachitique, d'une constitution grêle, d'un tempérament nerveux, ayant mis au monde sept enfants sans éprouver le plus léger accident, était affectée depuis quinze ans d'une hernie vaginale, qu'elle rapportait aux efforts qu'elle faisait chaque jour pour frotter son appartement. La malade s'aperçut de l'existence d'une tumeur arrondie, bouchant l'orifice vaginal, qui s'accompagnait de constipation, de douleurs lombaires, et d'envies fréquentes d'uriner. Cette dame renonça alors à frotter; elle se condamna au repos, mais elle ne fit usage d'aucun pessaire. Pendant dix ans son indisposition fut supportable; mais au bout de ce temps, ayant éprouvé des revers de fortune, elle fut obligée de travailler, de marcher beaucoup et de rester longtemps debout. Aussi ne tarda-t-il pas à se manifester une leucorrhée abondante, des tiraillements d'estomac, des douleurs de tête; l'excrétion des urines devint très-douloureuse; il survint des douleurs hypogastriques; l'appétit et le sommeil se perdirent; la malade dépérissait de jour en jour, lorsqu'elle vint réclamer mes soins au commencement de mai.

Le toucher m'ayant fait reconnaître l'existence de la hernie vaginale, j'eus recours aux mêmes moyens que dans les cas précédents; et peu de temps après, les accidents cessèrent.

OBSERVATION IX.

Cystocèle vaginal.—Leucorrhée abondante.— Application de divers pessaires solides qui déterminent de graves accidents. — Emploi d'un pessaire en caoutchouc. — Guérison.

Madame Ruphaut, âgée de vingt-quatre ans, demeurant rue Barouillère, n° 12, d'un tempérament sanguin, sentit un mois après son accouchement, à la suite de grands efforts qu'elle fit pour aller à la garderobe, une tumeur qui venait boucher l'orifice du vagin. Elle s'en occupa peu d'abord, mais la tumeur augmentant de jour en jour, des envies fréquentes d'uriner survinrent, et à son lever, il lui était impossible de retenir ses urines. D'abord elle n'éprouvait qu'une faiblesse générale, mais après quelques mois elle était tourmentée par de continuelles envies de vomir, et finit même par vomir tous les jours, ce qui lui faisait croire qu'elle était enceinte. Chaque jour sa santé dépérissait; elle avait les yeux cernés et enfoncés dans les orbites, la figure extrêmement pâle; à cela était venu se joindre un écoulement si abondant, qu'elle était obligée de changer de linge à chaque instant.

Le premier médecin qui la soigna tamponna le vagin avec des sacs de toile remplis de différentes racines cuites; ce traitement ayant fatigué la malade, elle eut recours à M. H**.de C***, qui lui appliqua d'abord un pessaire en forme de coquille, sans succès, puis un en ivoire, qui produisit des inconvénients assez graves. Ce pessaire à tige était fixé par-devant à une ceinture, au moyen de deux rubans; il empêchait la malade de s'asseoir, et malgré les liens, sortait souvent, ne retenait pas la tumeur, et exhalait une odeur infecte. Bientôt la tige se sépara; les pointes en fer, au moyen desquelles elle était fixée au corps du pessaire, produisirent des écorchures qui firent craindre à la malade d'avoir un ulcère. Elle me fut adressée il y a trois ans par son accoucheur, M. Nolette; je pratiquai le toucher, et trouvai entre les lèvres une tumeur mollasse de la grosseur d'un œuf, à surface lisse, d'une couleur rose. Le toucher déterminait l'envie d'uriner; il y avait donc une hernie de la vessie par le vagin. J'appliquai d'abord un pessaire rond, qui, loin de remédier à l'accident, l'aggravait encore en chassant devant lui la tumeur; j'en essayai plusieurs autres qui ne me réussirent pas plus que le premier. Dès lors madame Ruphaut devint l'objet de mes méditations, et à force de persévérance je suis parvenue à débarrasser ma malade de toutes les indispositions occasionnées par sa hernie. Le pessaire que je lui appliquai a la forme d'un bourrelet d'enfant, tout à jour (voyez la planche n° 5); la base est un cerceau en caoutchouc, renfermant un ressort auquel sont attachées trois branches qui se réunissent pour en former le sommet. Cet appareil, ainsi construit, resta appliqué pendant trois mois; plus tard je le remplaçai par mon pessaire sphérique, et la malade, ayant recouvré la santé, me témoigne chaque jour la reconnaissance la plus vive. Avec la santé elle a retrouvé la paix de son ménage, que son infirmité avait fait disparaître. Depuis qu'elle porte mon pessaire, le mari de cette jeune dame est devenu ce qu'il était au commencement de son mariage.

J'ai présenté cette jeune femme, ainsi que mesdames Moreau et Thunis, à M. le baron Dubois, et à monsieur son fils, qui ont bien voulu les examiner avec soin, et vérifier l'exactitude de mes observations.

OBSERVATION X.

Polype implanté à la face interne de l'utérus. — Guérison par un pessaire en boule, arrondi et déprimé.

Madame Cotin, boulangère à la Chapelle, âgée de quarante-quatre ans, bien constituée, ayant eu un seul enfant il y a dix ans, sans accidents, fut prise, deux ans après sa couche, d'une métrorrhagie qui diminua de temps à autre, sans jamais cesser entièrement. Pendant l'espace de huit années elle n'eut plus d'époques menstruelles. Cette perte utérine s'opérait sans douleur à l'utérus et sans que son embonpoint ni ses traits en fussent altérés, elle était même d'une fraîcheur qu'il est rare d'observer chez une femme de son âge; ce qui contribua à dissiper les craintes que pouvait inspirer la persistance d'une telle hémorrhagie. Un jour elle sentit une production charnue sortir du vagin, elle fut effrayée, et croyant que c'était la matrice elle-même qui sortait, elle fit appeler son médecin, M. Apollon, qui lui demanda en vain de la toucher : elle s'y refusa obstinément. Ce praticien la conduisit chez moi pour constater l'état des parties sexuelles. Ayant pratiqué le toucher, la malade étant debout, je trouvai un corps fibreux ou polype de quatre pouces de long et d'une forme digitale, insensible à la pression, sortant par la vulve. L'orifice de l'utérus était ouvert comme après un avortement et me permit de circonscrire le polype avec l'index introduit dans le col. La facilité avec laquelle rentrait et sortait ce corps étranger, indiquait qu'il avait son point d'insertion au fond de l'utérus. Ce fut aussi l'avis du docteur qui toucha la malade après moi. Nous fûmes d'accord sur l'opération que madame Cotin devait subir, sans lui en donner connaissance; toutefois ayant appris par la malade que la perte était moins abondante, lorsque le corps étranger ne sortait pas, j'imaginai, après l'avoir fait injecter pendant cinq minutes avec de l'eau froide, de placer sous l'utérus un pessaire en forme de boule un peu déprimé d'un côté pour fixer le col utérin. Ce pessaire est traversé d'une ouverture assez large pour permettre l'écoulement des mucosités et pas assez pour laisser sortir le polype. Après cette opération, la malade retourna à la Chapelle; deux jours après le médecin retourna la voir, et fut tout surpris d'apprendre que l'écoulement sanguin avait cessé aussitôt après l'application du pessaire; il la revit trois semaines plus tard et apprit que la veille en allant à la garde-robe, le pessaire était sorti, et qu'elle avait essayé en vain de le replacer, qu'elle n'éprouvait d'ailleurs rien qui l'obligeât à le remettre, qu'elle se portait parfaitement bien. Dix mois se sont écoulés depuis, et désirant me rendre compte des changements qui pouvaient s'être opérés chez cette dame, je me rendis près d'elle le 12 juillet, et j'eus la satisfaction d'apprendre par elle-même, que les menstrues avaient reparu un mois après l'application du pessaire et ont continué de couler aux époques périodiques comme avant l'accident. Toutes les craintes étant dissipées, je pratiquai le toucher, et je fus bien surprise en trouvant le corps et le col de l'utérus dans l'état normal; ce changement très-favorable ne me laissa aucun doute sur la disparition entière du corps étranger. Ce polype a-t-il été coupé, comme il arrive quelquefois par la contraction du col? est-il tombé de lui-même? s'est-il atrophié? Ce sont autant de questions que je laisse à résoudre à MM. les docteurs, ne m'attribuant que le mérite d'avoir arrêté une hémorrhagie chronique et la satisfaction d'avoir, par cela même, été utile à la malade.

OBSERVATION XI.

Antéversion de la matrice. — Dysménorrhée ; emploi d'un pessaire en croissant. — Conception après 14 ans de stérilité.

Madame F..., épouse d'un médecin de province, bien constituée, jouissant habituellement d'une bonne santé, fut réglée à 13 ans, se maria à 18, et resta stérile jusqu'à 32 ans. Le mari, homme de l'art, soupçonnant chez son épouse quelques vices de conformation des parties internes de la génération, se rendit à Paris au mois de février 1832, pour consulter les principales notabilités chirurgicales. Différentes opinions furent émises sur la cause de la stérilité. Les uns l'attribuèrent à la trop grande flexibilité des ligaments de l'utérus et à la mobilité de cet organe; d'autres à l'abondanee des fleurs blanches; enfin M. le baron Dubois reconnut chez cette malade la véritable cause de la stérilité, consistant d'une antéversion de la matrice, et une déviation du col de cet organe.

La malade m'ayant été adressée le 1er mars suivant, je pratiquai le toucher et ne tardai pas à reconnaître le fond de l'utérus tombant en avant sur la partie inférieure de la vessie, le col très-mince courbé sur sa face postérieure. L'orifice externe, presque imperceptible, était circonscrit par un bord annulaire très-dur, et n'était accessible au toucher qu'en plaçant la femme sur le dos, et en refoulant le corps de la matrice en arrière; les règles, chez cette dame, étaient peu abondantes, et des céphalalgies intenses l'obligeaient à recourir fréquemment à la saignée. Il est facile de voir que la cause qui s'opposait à l'écoulement des règles était la même qui rendait la conception impossible.

Voici les moyens que je mis en usage pour remédier à ces accidents : j'appliquai d'abord un pessaire rond, renfermant un ressort et du crin (voyez la planche n° 4). La moitié de sa circonférence était épaisse et l'autre mince. J'accrochai avec l'index le col utérin, la malade étant couchée sur le dos, et l'ayant ramené au milieu du vagin, j'introduisis mon appareil. Je mis le bord le plus épais en rapport avec la convavité du col, et le plus mince en contact immédiat avec la convexité du même organe. Je proposai à son mari de lui faire garder un repos absolu dans la position horizontale, le siége plus élevé que le reste du tronc, de lui administrer chaque jour un demi-lavement émollient, et quatre injections de même nature sans changer la position de la malade ; j'ordonnai en outre trois bains entiers par semaine, un régime adoucissant ; madame F... exécuta cette prescription avec la plus grande ponctualité.

Quinze jours après, je retirai le pessaire pour examiner l'état des parties, et je trouvai le col de la matrice un peu plus volumineux, plus court et moins courbé. Le museau de tanche n'avait subi aucun changement, les règles parurent et nécessitèrent la suspension du traitement pendant quelques jours. J'appliquai un pessaire de la même forme, mais d'un demi-pouce de diamètre de plus que le précédent, et le même traitement fut continué pendant un mois. Les règles redevinrent plus abondantes que de coutume, et coulèrent un jour de plus. Après la cessation de l'écoulement menstruel, je touchai la malade de nouveau, je trouvai alors le col beaucoup plus souple et presque droit, son orifice me parut aussi plus dilaté ; je profitai de cette disposition favorable pour proposer l'introduction d'une sonde ou d'un stilet dans la matrice ; le pessaire étant retiré, j'introduisis assez facilement le stilet qui y demeura pendant huit jours. Pendant ce temps, on continua les injections et on agitait le stilet de dedans en dehors ; puis il fut remplacé par un plus volumineux, qui demeura encore huit jours dans l'utérus. On conçoit que le pessaire devenait inutile, du moins pour le moment. Après quinze jours, je parvins, non sans beaucoup de peine, à remplacer le stilet par une sonde métallique ordinaire, qui séjourna dans la matrice jusqu'après les menstrues, qui furent plus abondantes encore que la dernière fois. Aussi la malade ne fut-elle plus tourmentée par les maux de tête qu'elle ressentait auparavant. Quoi qu'il en soit, la sonde demeura encore quinze jours dans l'utérus, et le même traitement fut continué.

Le 1er mai je retirai la sonde, et j'appliquai à cette dame le pessaire en croissant, instrument que j'ai imaginé pour remédier à la rétroversion et à l'antéversion de la matrice, et qui est figuré dans la planche numéro 2. Le gros bord du pessaire fut placé en arrière, et le petit en avant; même traitement jusqu'à la fin du mois. Madame F... partit de Paris le 3 juin, et devint enceinte dans le courant de juillet; le pessaire fut retiré au mois de décembre, et elle accoucha, le 10 avril 1833, d'un garçon très-fort et à terme, sans aucun accident; elle redevint enceinte pour la deuxième fois au mois de juillet suivant, etaccoucha, le 2 avril 1834, d'une fille très-bien portante.

Dans cette circonstance, je m'estime très-heureuse d'avoir pu, à force de persévérance, en remédiant à la déviation du corps et du col de la matrice, fait cesser la stérilité et comblé les vœux des deux époux.

OBSERVATION XII.

Hernie périnéale compliquée, guérie par un pessaire cylindrique à mi-jour.

Madame P***, âgée de 23 ans, d'un tempérament sanguin, d'une faible constitution, fut mère pour la première fois à dix-neuf ans; à sept mois de grossesse, les digestions devinrent pénibles et irrégulières; la malade éprouva du malaise et s'aperçut alors qu'une tumeur de la grosseur d'une pomme d'api bouchait l'entrée du vagin; le volume de cette tumeur variait selon que la malade restait plus ou moins long-temps debout. La position horizontale la faisait entièrement disparaître. Madame P***, attribuant cette indisposition à sa grossesse, n'en parla à personne, pas même à son mari. L'accouchement fut prompt et mal dirigé. Huit jours après, la malade sentit la tumeur plus volumineuse. Quelques mois plus tard un écoulement survint; elle fut prise de maux de cœur, de nausées accompagnées de constipation et d'un accablement général, sans en parler à la personne qui l'avait dirigée dans ses couches. Elle fit depuis quatre fausses couches, dont trois à trois mois, et l'autre à deux mois de grossesse, sans cause connue. Le désir d'avoir des enfants, et surtout celui de remédier à son infirmité, la déterminèrent à venir me consulter le 1er octobre 1833.

Je pratiquai le toucher, la malade étant debout, et je trouvai entre les grandes lèvres une tumeur mollasse, à surface lisse, offrant à peu près le volume d'un œuf de poule; ce volume augmentait lorsque la malade toussait ou faisait un effort, comme pour aller à la garde-robe; elle durcissait et prenait dans ce moment une couleur blanchâtre tirant un peu sur le gris. Cette hernie intestinale était vraisemblablement une anse de l'iléon qui s'était glissée entre la muqueuse vaginale et le rectum; ce fut aussi l'avis de son médecin, qui examina la malade après moi. Il existait aussi chez cette dame un prolapsus incomplet de l'utérus; le museau de tanche se trouvait à un pouce de l'orifice vaginal; le col était volumineux et très-court quoique sain; son orifice était béant; j'ai pu y introduire le bout du doigt.

Il est facile de remédier à l'abaissement de matrice, mais il s'en faut bien qu'il en soit ainsi de la hernie périnéale que je rencontrai pour la première fois chez cette jeune dame; aussi fut-elle l'objet de mes méditations continuelles. Pendant quatre mois, je tentai infructueusement l'emploi de plusieurs espèces de pessaires. Ce qu'il y avait de plus embarrassant pour moi, c'est qu'il fallait trouver le moyen de remédier à ce grave accident sans que le mari le sût, la malade m'ayant dit souvent qu'elle préférait mourir plutôt que de lui avouer son infirmité. Enfin, la providence ayant secondé mes efforts, j'ai pu parvenir à cet heureux but en me conduisant de la manière suivante : je fis un cylindre en caoutchouc pur de quatre pouces de long et un peu courbé, la partie convexe du pessaire à surface pleine, et la partie concave à jour (voyez la planche n° 7).

La malade étant placée sur le dos, le siége plus élevé que le reste du tronc, j'agitai un peu l'abdomen de bas en haut pour faire rentrer la hernie, ce que j'obtins facilement; après quoi j'introduisis le pessaire par sa grosse extrémité; je mis la partie pleine et convexe en rapport immédiat avec le périnée, et la partie concave et à jour avec la partie antérieure du vagin. Cet appareil ainsi placé, comprimant uniformément le périnée, s'opposa au passage de la hernie, et la moitié de la circonférence de l'instrument étant à claire-voie, comme l'est un panier d'osier, soutint mollement l'utérus et permit le libre cours des règles et des mucosités. Il ne put rien s'accumuler dans l'intérieur, la malade pouvant s'injecter facilement et obtenir de ses injections tous les avantages qu'on doit en attendre.

Madame P***, qui depuis trois ans désirait la mort, ayant une maladie grave qu'elle n'osait avouer, jouit depuis long-temps d'une parfaite santé (1).

Cette observation prouve qu'il faut, dans certains cas, beaucoup de persévérance et de zèle pour arriver à un heureux résultat; qu'on ne doit pas se décourager, lorsqu'on a fait plusieurs essais infructueux pour surmonter les obstacles. Il importe d'abord d'en rechercher les causes; lorsqu'on y est parvenu, on n'a plus que très peu d'efforts à faire pour atteindre le but.

OBSERVATION XIII.

Hernie uréthrale.— Emploi du pessaire n. 8.

Madame R..., âgée de 40 ans, ayant eu deux enfants, accusait deux ans de maladie lorsqu'elle vint à Paris, au mois d'août dernier, réclamer les conseils de MM. Lisfranc et Vigny. Ces habiles chirurgiens constatèrent chez cette malade l'existence d'une hernie uréthrale, et conseillèrent l'usage de la compression jointe au séjour d'une sonde dans l'urèthre, à l'effet d'obtenir la réduction et la cicatrisation de cet organe. Je fus appelée près d'elle pour l'examiner et pour établir les moyens de com-

(1) Elle est aujourd'hui (1er mars 1835), enceinte de sept mois.

pression qui avaient été prescrits. Je trouvai chez la malade à peu près à un pouce du méat urinaire, l'urèthre formant une hernie du volume d'un œuf de pigeon. La pression exercée de haut en bas et d'arrière en avant en faisait sortir d'abord de l'urine, et ensuite du pus exhalant une odeur désagréable. La malade dit n'être véritablement incommodée par cette tumeur que depuis six mois. La position assise, la marche, le cahotement des voitures et autres exercices augmentaient ses souffrances. J'imaginai le pessaire n° 8, à forme de gourde; mais la malade, pour des motifs que je ne m'explique pas, renvoya à un mois l'application de cet instrument. Au bout de ce temps, elle nous fit appeler, ne pouvant plus résister aux atroces douleurs qu'elle ressentait. La tumeur avait alors doublé de volume, et il était survenu un écoulement purulent de l'urèthre. Après avoir vidé la tumeur du pus qu'elle contenait à l'aide du cathétérisme, qui fut pratiqué par le docteur Vigny, et l'avoir presque réduite à l'aide de la pression exercée avec les doigts, j'appliquai l'instrument de telle sorte que la grosse extrémité était située assez profondément dans le vagin, et la petite très-flexible comprimait mollement la hernie et s'opposait au séjour du pus dans la cavité.

La malade, ayant été obligée de partir pour des affaires de famille, refusa de se soumettre à l'emploi de la sonde, promettant de revenir réclamer nos soins, si le pessaire était insuffisant. Plusieurs mois se sont écoulés depuis l'époque fixée pour son retour. Tout porte à croire qu'elle s'est bien trouvée de l'emploi de son pessaire.

Cet instrument, ainsi qu'on le voit, offre une ouverture qui facilite l'emploi des injections et permet le libre écoulement du flux menstruel.

CONCLUSIONS.

De l'ensemble des faits que nous venons d'exposer, nous nous croyons en droit de conclure :

1° Que le cystocèle vaginal est une maladie beaucoup plus commune qu'on ne l'a dit dans tous les traités de chirurgie et dans les différents ouvrages consacrés aux hernies.

2° Que les pessaires en caoutchouc pur que j'ai la première proposés sont exempts de tous les inconvénients attachés aux pessaires en ivoire, en buis, en liége, etc., qu'on employait jadis, et dont des chirurgiens habiles font encore usage de nos jours.

3° Que ce moyen curatif n'est pas seulement propre à remédier aux chutes de la matrice, aux déplacements de la vessie, mais qu'il peut être opposé à plusieurs autres affections dans lesquelles on n'avait pas songé à l'appliquer.

Je m'estimerai heureuse, si la société savante à laquelle j'adresse ce travail daigne reconnaître que j'ai, par mon zèle et par ma persévérance, concouru au perfectionnement de la science et au soulagement de l'humanité.

FIN.

n° 1.

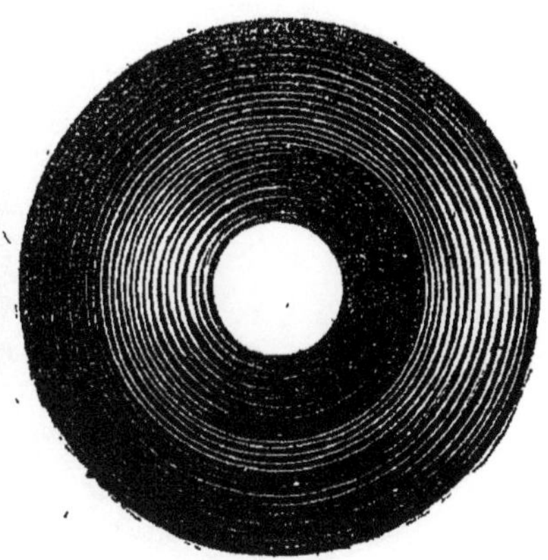

n° 2.

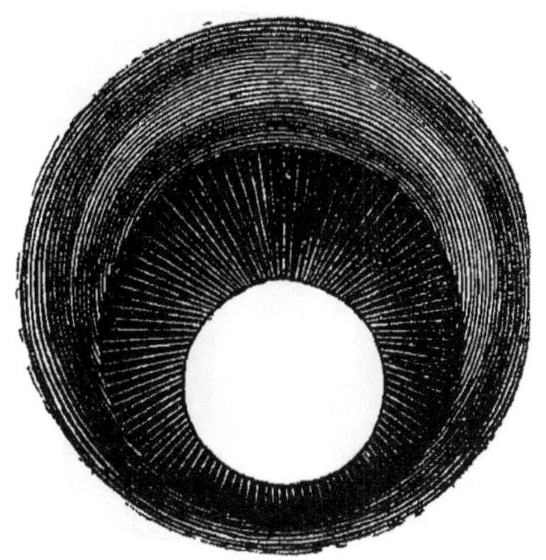

n° 5.

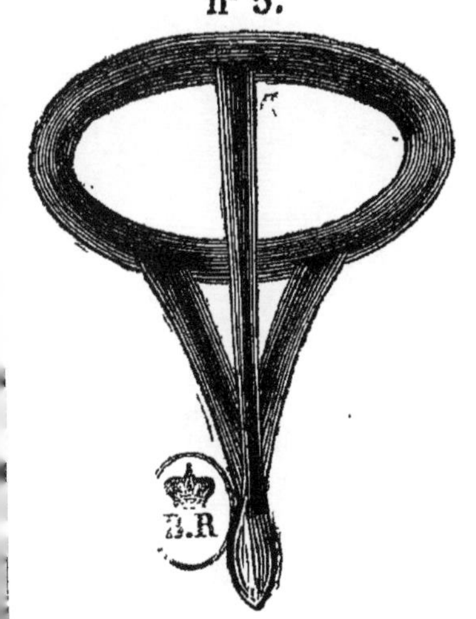

n° 6.

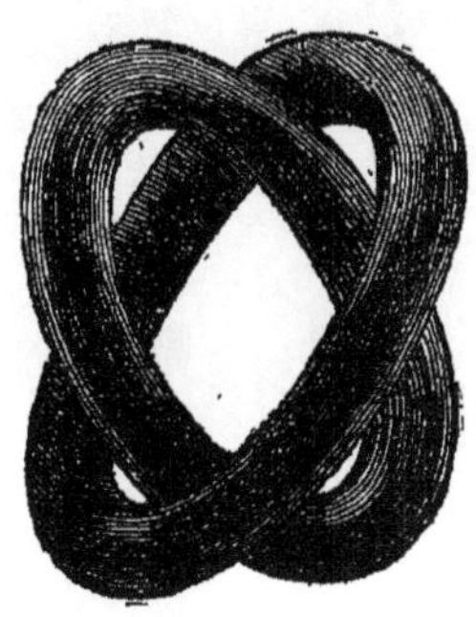

nº 3.

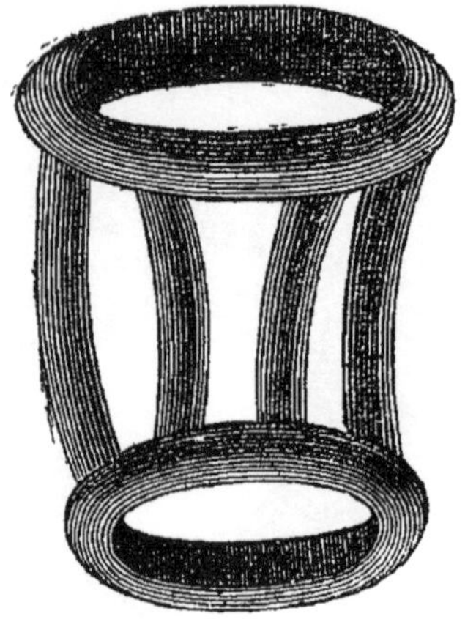

nº 4.

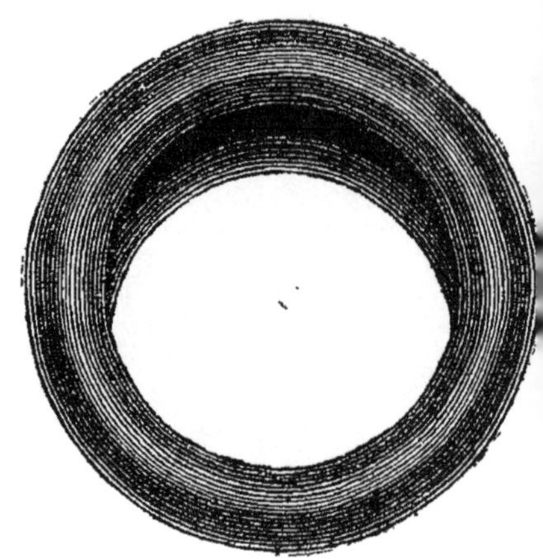

nº 7.

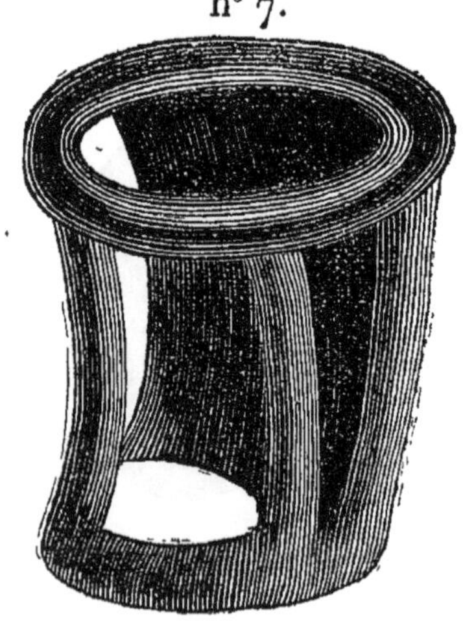

nº 8.

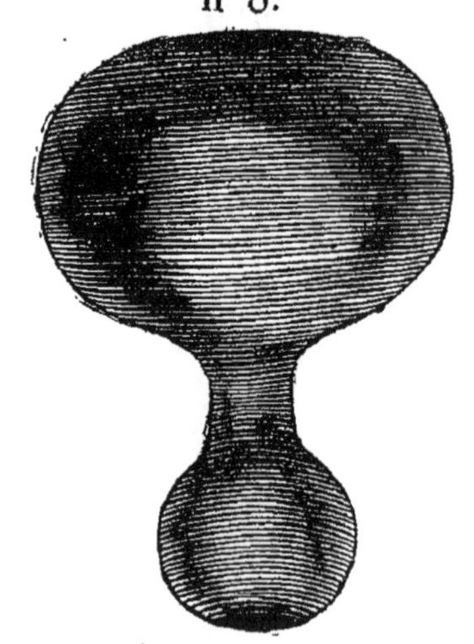

www.ingramcontent.com/pod-product-compliance
Ingram Content Group UK Ltd.
Pitfield, Milton Keynes, MK11 3LW, UK
UKHW020422230726
13925UKWH00004B/1563